ÉTUDE SUR LE TRAITEMENT

DES

ATTAQUES D'HYSTÉRIE

ET DES

ACCÈS D'ÉPILEPSIE

PAR

Gustave SADRAIN

DOCTEUR EN MÉDECINE DE LA FACULTÉ DE PARIS

PARIS

ALPHONSE DERENNE

52, Boulevard Saint-Michel, 52

1880

ÉTUDE SUR LE TRAITEMENT

DES

ATTAQUES D'HYSTÉRIE

ET DES

ACCÈS D'ÉPILEPSIE

PAR

Gustave SADRAIN

DOCTEUR EN MÉDECINE DE LA FACULTÉ DE PARIS

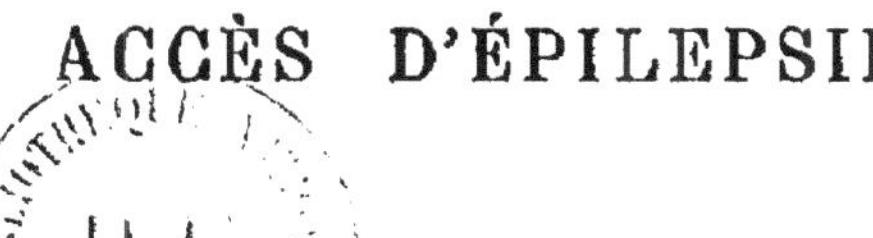

PARIS

ALPHONSE DERENNE

52, Boulevard Saint-Michel, 52

1880

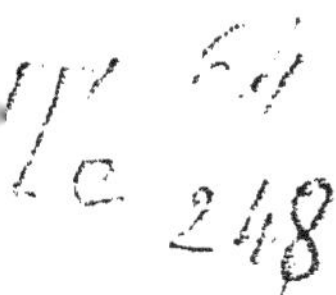

A MON EXCELLENT PÈRE, A MA BONNE MÈRE

Témoignage de ma profonde reconnaissance.

A MES PARENTS

A MES AMIS

DES ATTAQUES D'HYSTÉRIE

ET DES ACCÈS D'ÉPILEPSIE

INTRODUCTION

Le traitement des attaques d'hystérie et des accès d'épilepsie (1) a été l'objet, depuis de bien longues années, de recherches et d'études nombreuses. Mais, ce n'est que depuis une époque assez récente, que la connaissance plus approfondie et plus complète de ces névroses, et surtout l'étude de quelques uns de leurs symptômes, ont permis d'avoir recours à des agents thérapeutiques nouveaux ou peu connus dont quelques uns donnent des résultats très heureux.

La plupart des médications dont nous parlerons ont été essayées et préconisées par d'autres que par nous. Mais nous avons pensé qu'une étude d'ensemble sur ce sujet, réunissant les travaux épars dans différentes publications,

1. Nous conservons ici cette dénomination employée à la Salpêtrière, réservant le nom d'attaques aux convulsions hystériques et le nom d'accès aux crises convulsives de l'épilepsie.

les rapprochant les uns des autres et les comparant ne serait pas sans intérêt.

Nous ne voulons pas nous occuper longtemps des soins à donner dans les attaques légères où la première personne présente peut venir utilement au secours du malade. Chacun sait en effet que devant une malade en proie à une attaque d'hystérie, on doit desserrer tous les vêtements qui peuvent gêner la respiration et augmenter la congestion encéphalique ; veiller à ce que la malade ne se blesse dans ses mouvements convulsifs en évitant toutefois de la contenir d'une façon trop énergique, car les entraves rendent en général les crises plus violentes ; enfin qu'il est utile de projeter avec assez de force quelques gouttelettes d'eau à la figure.

Mais si dans un certain nombre de cas il n'est pas absolument nécessaire de recourir à d'autres procédés pour voir les malades bientôt remis de leurs crises, être rendus à la vie ordinaire, d'autres fois, au contraire, on voit les attaques se prolonger, les accès devenir subintrants, un véritable état de mal hystéro-épileptique ou épileptique s'établir, et l'indication d'une intervention active s'impose. On doit alors s'efforcer de mettre fin à l'attaque hystéro-épileptique par différents moyens, compression ovarienne, électricité, ou bien si l'on est en face d'un état de mal épileptique, par les réfrigérants appliqués sur la tête ou la saignée, etc.

Et ce n'est pas seulement pour les accidents convulsifs que l'on peut être appelé à avoir recours aux diverses médications employées contre l'attaque ; il est des cas où ces accidents convulsifs sont constitués uniquement par un peu de trismus et quelques légers mouvements et la malade tombe immédiatement dans un état de sommeil profond, de léthargie pouvant aller jusqu'à l'apparence complète de la mort. Nous n'en voulons pour preuve que la remarquable observation de M. J. Franck, citée par Bernutz (1).

A l'issue d'une faible attaque convulsive, la malade tombe dans une léthargie profonde, la respiration est tellement suspendue, qu'un miroir placé devant la bouche et le nez ne se ternit pas, le pouls est absolument inappréciable ainsi que les battements du cœur ; la peau est froide ; on croit même à un commencement de putréfaction, par suite, sans doute, de la putréfaction de la perspiration insensible de la malade maintenue dans le lit (Benutz). Après 28 heures d'attente depuis le prétendu décès, pendant lesquelles on avait employé tous les moyens possibles pour ramener la malade à la vie, un léger mouvement respiratoire se manifeste au moment où les préparatifs de l'ensevelissement allaient commencer.

Peut-être qu'alors si on avait eu à sa disposition les moyens qu'on peut employer aujourd'hui pour arrêter ou modifier les attaques d'hystérie, on serait arrivé à réveiller plus tôt la malade.

Nous n'avons en vue dans ce travail que les divers moyens à opposer à l'attaque d'hystérie et à l'accès d'épilepsie ; nous laisserons complétement de côté le traitement général auquel doivent se soumettre les individus atteints de ces névroses. Ce traitement est longuement exposé dans tous les livres classiques et notre faible expérience ne nous permet pas d'y ajouter quoi que ce soit.

1. *Dictionnaire de médecine et de chirurgie pratiques.* Art. *Hystérie*, page 224.

Nous ferons remarquer toutefois que s'attaquer aux accès, les arrêter ou les modifier, est un résultat qu'on ne doit pas dédaigner, car en éloignant les accès on diminue la disposition qui les fait naître. « De même, dit Van Swieten (1), que les traces des idées qui ne sont point rappelées de temps en temps s'effacent entièrement ; de même si les mouvements épileptiques ne sont point renouvelés, l'aptitude à les reproduire se détruit. »

On s'étonnera peut-être de nous voir parler en même temps du traitement des attaques d'hystérie et des accès d'épilepsie ; mais nous ferons remarquer que nous nous occupons surtout ici du traitement de la grande attaque, ou attaque hystéro-épileptique ; de plus, tout en admettant une distinction radicale entre les deux névroses, hystérie et épilepsie, nous pensons qu'en raison de leur communauté d'origine envisagée sous certains points de vue, l'hérédité par exemple, en raison de quelques causes occasionnelles qui leur sont communes, comme la frayeur, la simple vue d'attaques hystériques ou épileptiques, et aussi en raison de la ressemblance de leurs symptômes, on a pu utiliser contre leurs attaques une même médication. Nous verrons en effet plus loin qu'un même médicament, le nitrite d'amyle, a donné de bons résultats dans les accès d'épilepsie et dans les attaques d'hystérie.

Nous passerons donc en revue les moyens thérapeutiques que nous avons trouvés signalés dans les diverses publications, et chemin faisant nous ajouterons quelques observations personnelles et un moyen d'arrêter les attaques d'hys-

1. Voir Grisolle, *Pathologie interne*, tome II, page 868.

téro-épilepsie, la compression des globes oculaires, que nous n'avons trouvé signalé nulle part.

Qu'il nous soit permis ici de remercier M. le docteur Bourneville, médecin de Bicêtre, de l'extrême obligeance qu'il a mise à nous communiquer les documents que nous avons eu besoin de lui demander.

HISTORIQUE

L'historique du traitement des attaques d'hystérie serait long à faire dans tous ses détails. C'est là, en effet, une affection observée depuis les temps les plus reculés, et suivant les théories que l'on s'est faites à différentes époques sur le siége et la nature des accidents, des médications différentes ont été préconisées ; et chose-surprenante, au nom des théories les plus singulières on a institué des médications qui, de nos jours, sont encore employées et souvent avec grand avantage.

Dans une théorie très-ancienne, c'était l'utérus qui quittait sa place normale pour s'élever vers l'épigastre et remonter à la gorge. Aussi Arétée recommande pour faire revenir l'utérus à sa place de comprimer l'abdomen, de repousser la matrice dans le bassin et de l'y maintenir. D'autres affirmant que l'utérus craignait les mauvaises odeurs et les évitait par la suite, faisaient respirer à la patiente des odeurs fétides et dirigeaient au contraire vers la vulve des fumigations aromatiques. Il y a un petit nombre d'années, même, un médecin distingué, Louyer-Villermai (1) qui ce-

1. *Dictionnaire des sciences médicales*, article *Hystérie*, tome 23, page 263. Paris 1818.

pendant pour son propre compte rejetait ces pratiques cite le cas du docteur Delens qui lui a assuré avoir fait constamment cesser chez une femme les accidents convulsifs de l'hystérie à l'aide de ces vapeurs dirigées vers la vulve.

Au XVIe siècle Monardès plaçait une pierre sur le ventre de ses malades (1).

Au XVIIe siècle Willis conseillait encore la compression de l'abdomen.

Au XVIIIe siècle on vit apparaître la pratique des *secours aux convulsionnaires*. Tous ces secours se réduisaient encore à amener une forte compression de l'abdomen par différentes manœuvres, voire même par des coups violents administrés avec un instrument quelconque. Carré de Montgeron (2) fait même remarquer, que ces coups étaient frappés avec tant de violence qu'ils semblaient devoir écraser tout ce qui se trouvait sous leur poids et que c'était alors que la convulsionnaire était le plus contente.

Nous ne signalerons que pour mémoire les singulières pratique de Forestus et de bien d'autres basées sur le fait plus ou moins vrai de l'écoulement de mucus vaginal à la fin de l'attaque.

Dans les temps modernes, Récamier remettant en honneur la méthode de compression abdominale, plaçait sur le ventre de ses malades un coussin sur lequel un aide venait s'asseoir.

Mais bientôt tout l'intérêt clinique de l'étude de l'hys-

1. Voir Charcot. — *Leçons sur les maladies du syst. nerv.* t. 1, page 335.

2. *La vérité des miracles opérée à l'intercession de M. de Paris et autres appelants,* 1757.

térie locale vint mettre sur la voie d'un phénomène hystérique fréquent, la douleur iliaque. En France, Schutzember,
Piorry et Negrier ont insisté tout spécialement sur ce symptôme qu'ils rattachent sans hésitation à la sensibilité anor-
male de l'ovaire. Briquet la rapporte aux muscles de la
paroi abdominale, myodinie de l'extrémité inférieure du
muscle oblique (douleur dite ovarienne), et myodinie du
pyramidal ou de l'extrémité inférieure du grand droit (douleur dite utérine). Pour M. Charcot, c'est à la région ovarienne
qu'il faut rapporter la douleur iliaque fixe des hystériques
et comme nous le verrons c'est la compression de l'ovaire
qu'il a préconisée.

Ce n'est que depuis un temps assez rapproché de nous
que les autres médications dont nous aurons à parler ont
été employées ; à propos de chacune d'elles et en exposant
les résultats obtenus, nous citerons les auteurs qui les ont
préconisées.

Pour l'épilepsie ce n'est que depuis une époque encore
plus rapprochée de nous que l'on a pu trouver des agents
capables d'enrayer l'attaque ou de la faire avorter à son
début.

ATTAQUES D'HYSTÉRIE ET ACCÈS D'ÉPILEPSIE
MOYENS D'INTERVENTION

Avant d'entreprendre l'énumération des moyens thérapeutiques, nous devons indiquer rapidement en quoi con-
sistent les attaques, et quelles sont les périodes successives
qu'elles présentent. Nous suivrons dans cette revue la des-

cription classique donnée par M. Charcot et ses élèves (1).

Tout d'abord nous devons dire que l'hystérie vulgaire décrite par les auteurs et l'hystéro-épilepsie ne sont pas deux maladies de nature différente. La petite hystérie n'est qu'une atténuation de l'hystéro-épilepsie ou *hystéria major*.

Briquet et Bernutz parlent des convulsions épileptiformes que nous trouverons dans la période épileptoïde de la grande attaque. La deuxième période de l'attaque d'hystéro-épilepsie ou période des grands mouvements constitue la plus grande partie de l'attaque d'hystérie légère ; et la phrase des *attitudes passionnelles* de M. Charcot est aussi nettement désignée par M. Bernutz qui donne le nom d'*expressions passionnées* aux divers mouvements auxquels se livre la malade à ce moment de l'attaque.

L'attaque complète d'hystéro-épilepsie ou grande attaque se compose de quatre périodes qui se suivent toujours dans un ordre régulier : *a.* — La période épileptoïde qui comprend une phase tonique, une phase clonique et une phase de résolution, ressemblant beaucoup, comme on le voit, à un accès d'épilepsie, mais en différant complètement par des caractères dont nous parlerons à propos de l'épilepsie.

b. — La période de clownisme qui se décompose en phase de contorsion et en phase des grands mouvements rhythmiques.

c. — La période des attitudes passionnelles, tantôt gaie,

1. Charcot, *loc. cit.*, t. I, p. 373 4ᵉ édition ; *Progrès médical*, 1879, p. 17 ; Bourneville et Regnard. *Iconographie photogr. de la Salpêtrière*, 1876-1880 ; P. Richer. Étude descriptive de la grande attaque hystérique ou attaque hystéro-épileptique. Paris 1879 etc.

tantôt triste, les malades sont en proie à des hallucinations.

d. — Enfin la période terminale ou de délire pendant laquelle les malades sont en proie tantôt à des visions d'animaux effrayants ou de scènes terribles, tantôt à des visions agréables et voluptueuses.

Tel est le tableau de la grande attaque d'hystéro-épilepsie ; au premier abord cette description a l'air assez différentes de celle des attaques d'hystérie vulgaire qu'on trouve dans les classiques, cependant en analysant avec soin cette dernière on y retrouve au moins en germe tous les éléments de la grande attaque, si on se rappelle que celle-ci peut se modifier par l'atténuation ou l'exagération d'une ou plusieurs périodes et quelquefois même par la suppression d'une ou de plusieurs d'entre elles.

Ajoutons qu'aux attaques que nous venons de décrire sommairement viennent parfois s'immiscer des phénomènes qui lui sont habituellement étrangers comme la catalepsie, la léthargie et le somnambulisme hystérique.

Un accès d'épilepsie vraie se compose de la succession régulière des trois phases suivantes :

a. — Tétanisation brusque de tous les muscles avec spasmes viscéraux et perte de connaissance.

b. — Convulsions cloniques.

c. — Résolution générale, stertor.

Comme on peut le voir la période épileptoïde de la grande attaque d'hystérie reproduit assez exactement ces trois phases ; mais, sans parler de la température assez difficile à prendre dans ces cas là, il est deux moyens qui permettent toujours de faire le diagnostic. La compression ovarienne arrête brusquement l'attaque à quelque moment de la période épileptoïde qu'on la pratique quand il s'agit de l'hystérie ; elle est sans influence sur l'accès d'épilepsie vraie ; l'intervention des courants électriques produit le même effet appliquée dans les mêmes circonstances.

Une attaque d'hystérie ou d'épilepsie étant reconnue, soit qu'elle évolue présentement, soit que des phénomènes prémonitoires en fassent redouter les approches on peut avoir recours pour l'enrayer à un certain nombre de médications que nous diviserons en médications locales et en médications générales.

Nous avons déjà vu qu'une attaque d'hystérie faible n'exigeait pas impérieusement une intervention active, qu'on pouvait se contenter des soins dont nous avons parlé, c'est-à-dire d'empêcher que la malade ne se blesse, de lui projeter quelques gouttes d'eau sur le visage, de lui faire respirer quelques odeurs pénétrantes.

De même dans l'épilepsie lorsque l'accès est simple, les indications se réduisent le plus souvent aux suivantes : coucher le malade sur un lit, s'il est possible, le débarrasser des vêtements, cravates, cordons, ceinture, etc. qui en gênant la circulation et les fonctions respiratoires seraient de nature à provoquer une congestion cérébrale ou pulmonaire, l'incliner d'un côté pour permettre à la salive de s'écouler facilement, conjurer quand il en est encore temps la dilacération de la langue en interposant entre les arcades dentaires un mouchoir roulé ou une fine serviette.

Beaucoup de médecins n'emploient pas autre chose contre les accès, jugeant que ceux-ci sont des décharges nerveuses utiles. Romberg a dit : « qu'un accès déjà commencé continue ; éloignez l'idée de l'interrompre parce que l'attaque est d'autant plus intense qu'il y a un plus long intervalle depuis la dernière. »

D'autres au contraire pensent que la reproduction des phénomènes morbides crée une tendance au renouvellement des mêmes actes sous forme d'habitude, et qu'il est de la plus haute importance de chercher à interrompre les accès dès leur apparition et à en modifier autant que possible la fréquence et la durée.

AGENTS LOCAUX. — HYSTÉRIE

1° *Compression*. — On sait que chez les hystériques qui présentent cette forme où prédomine l'ovaralgie, la compression méthodique de l'ovaire peut déterminer la production de l'aura et si l'on insiste l'attaque complète. D'autre part cette compression plus énergique est capable d'enrayer le développement de l'attaque lorsqu'elle est à son début et même lorsque l'évolution des accidents convulsifs est plus ou moins avancée.

M. Charcot (1) a écrit : « La compression énergique de l'ovaire *douloureux* n'a pas d'influence directe sur la plupart des symptômes permanents de l'hystérie, tels que contractures, paralysie, hémianesthésie, etc., mais elle a une action souvent décisive sur l'attaque convulsive dont elle peut diminuer l'intensité et parfois même déterminer l'ar-

---

1. *Leçons sur les maladies du système nerveux*, recueillies par Bourneville, tome 1ᵉʳ, page 331.

rêt », et il cite trois observations absolument concluantes. Voici comment doit être pratiquée la compression : « La malade est étendue sur son matelas dans le décubitus dorsal. Le médecin, alors ayant un genou en terre, plonge le poing fermé dans celle des fosses iliaques que l'observation antérieure lui aura demontré être le siége de la douleur ovarienne.

« Tout d'abord il lui faut faire appel à toute sa force afin de vaincre le rigidité des muscles de l'abdomen. Mais dès que celle-ci est une fois vaincue, la main perçoit la résistance offerte par le détroit supérieur du bassin, la scène change et la résolution des phénomènes convulsifs commence à se produire.

« Des mouvements de déglutition plus ou moins nombreux et parfois très bruyants ne tardent pas à se manifester ; la conscience alors presque aussitôt se réveille, et, à cet instant, tantôt la malade gémit et pleure, criant qu'on lui fait mal, tantôt au contraire elle accuse un soulagement dont elle témoigne sa reconnaissance.

« Le résultat, quoi qu'il en soit, est toujours le même et pour peu que vous insistiez sur la compression pendant deux, trois ou quatre minutes, vous êtes à peu près assurés que tous les phénomènes de l'accès vont se dissiper comme par enchantement. »

La possibilité de supprimer complètement les accès chez la plupart des malades tant que la compression ovarienne est maintenue a conduit M. Poirier, interne des hôpitaux, à imaginer sur les indications de MM. Charcot et Bourneville un compresseur des ovaires dont nous ne pouvons donner ici la description complète que l'on trouvera du reste dans le *Progrès médical* de 1878, n° 52.

Cet appareil se compose en résumé : d'une gouttière matelassée dans laquelle on place la malade, sur les parties lattérales de la gouttière, on peut fixer à l'aide de vis un arc de cercle métallique qui supporte une tige verticale terminée par une pelote. A l'aide de cet appareil on peut comprimer la région ovarienne. Les malades peuvent elles-même augmenter ou diminuer la pression suivant qu'elles se sentent plus ou moins menacées.

On trouvera dans le *Progrès médical* (1) trois observations rapportant les résultats obtenus par le compresseur. Depuis, le compresseur est journellement employé à la Salpêtrière ; les malades le réclament souvent elles-mêmes quand elles se sentent sous le coup de leur attaque.

L'application de l'appareil a toujours arrêté les attaques, et pendant la compression les malades pouvaient manger et dormir. L'appareil enlevé, l'attaque reparaissait, mais il suffisait d'une légère inhalation de chloroforme ou d'éther pour l'arrêter complétement, tandis qu'il fallait revenir plusieurs fois à ces inhalations avant de voir cesser les attaques quand on n'avait pas recours au compresseur. Quelquefois même la compression maintenue plusieurs heures suffisait pour produire la cessation momentanée de l'état de mal sans qu'on fût obligé de recourir aux agents anesthésiques.

Mais, quels que soient les avantages de cet appareil, il s'y joint certains inconvénients que nous devons signaler.

1. *Progrès médical*, 1878, page 993.

D'abord, il ne peut aller indifféremment à toutes les malades, grosses ou maigres et il faudrait différents appareils pour les malades grosses, moyennes ou fluettes ; en outre pendant tout le temps qu'on exerce la compression, la patiente est confinée au lit ; enfin il arrive quelquefois que l'application en est douloureuse. Actuellement on a essayé à la Salpêtrière une ceinture compressive que peut porter la malade et avec laquelle elle peut marcher et se promener (communication orale de M. Ballet, interne des hôpitaux).

L'application de la compression ovarienne n'est pas seulement limitée aux phénomènes convulsifs, on peut encore y avoir recours pour parer à certains accidents qui viennent quelquefois se greffer sur l'attaque et la compliquer. Nous voulons parler de certains cas de *contracture récente* occupant la tête ou les membres et succédant à une attaque. M. Bourneville (1) cite trois observations dans lesquelles il a pu faire cesser très rapidement par la compression ovarienne des contractures généralisées survenues après une attaque, et il se demande, si, dans des cas semblables, il ne serait pas possible, en guérissant la contracture récente, d'éviter par cela même les contractures définitives, c'est-à-dire durant plusieurs jours, plusieurs semaines et même plusieurs mois. On sait en effet que dans les contractures anciennes la compression ovarienne reste sans effet.

1. *Progrès médical* 1877, pages 385 et 487 et *Iconographie photogr. de la Salp.* t. 1. 108 et tome II, p. 96 et 117.

MM. Liouville et Debove rapportent (1) une observation
très-intéressante dont nous donnons le résumé.

OBSERVATION I

Une jeune fille de 18 ans, jouissant jusqu'alors d'une bonne
santé, entre dans le service de Béhier à l'Hôtel-Dieu, atteinte
d'un mutisme absolu remontant à 16 mois. Issue de père et de
mère névropathes, elle n'avait eu jusqu'alors que de très légères
manifestations de l'hystérie; 18 mois auparavant, à la suite de
chagrins domestiques, elle devint aphone et très rapidement
muette. Diverses médications toniques : hydrothérapie, bains de
mer, électricité, furent instituées et suivies avec une exactitude
scrupuleuse, mais sans succès. On avait constaté au laryngoscope
une paralysie des muscles du larynx. Le soir même de son
entrée à l'hôpital, on exerce suivant le mode habituel, une
pression sur l'ovaire, pression qui fut très douloureuse et qui
donne lieu à une sensation de boule (sensation que la malade
n'avait jamais ressentie), partant de la région ovarienne et
remontant à l'épigastre. La compression prolongée, très douloureuse, il est vrai, provoqua quelques accès d'une toux sèche,
puis quelques cris étouffés. Enfin, la malade put articuler ces
mots d'une voix presque imperceptible : « vous me faites mal. »
Les jours suivants la compression fut continuée, et la malade
cessa d'être muette pour ne plus être qu'aphone.

Pendant trois jours, les 17, 18 et 19 novembre, il ne fut pas
fait de compression ovarienne; le 20 et le 21 la malade était
redevenue absolument muette. Le 21 novembre une compression
énergique est exercée, au bout d'un quart d'heure, crise hystérique convulsive violente, accompagnée de cris. Dans la nuit,

1. Liouville et Debove, *Note sur un cas de mutisme hystérique
suivi de guérison, Progrès médical*, 1876, page 115.

plusieurs attaques en dehors de toute intervention, et chaque fois la voix reprenait plus de force. A partir de ce moment, la malade eut assez fréquemment des attaques convulsives, mais son mutisme cessa complètement.

On a pu, en outre, observer sur cette malade, l'action suspensive de la compression ovarienne sur l'attaque hystérique. La compression de l'ovaire, en dehors de la crise, produisait les convulsions, et une compression énergique exercée pendant l'attaque, la suspendait tout le temps qu'elle était exercée et paraissait en diminuer la durée.

Cette observation montre tout le parti que l'on peut tirer de la compression ovarienne dirigée contre certains accidents hystériques ; ici elle a provoqué graduellement une modification qui a substitué l'attaque convulsive au mutisme.

Nous venons de voir les remarquables effets que produisait la compression de l'ovaire chez certains hystériques. L'observation suivante montre que chez l'homme la *compression du testicule* a pu produire des effets analogues.

M. F. Dreyfous (1) a communiqué à la *Société de biologie* l'observation d'un jeune homme dont les attaques rappelaient tout-à-fait celles des femmes hystériques. Précédées d'une aura qui partait de la fosse iliaque gauche et remontait jusqu'à la base du cou, les attaques étaient constituées par une phase de contracture, une phase de contorsions et enfin une phase d'assoupissement et d'indifférence.

La compression du testicule gauche arrêtait complète-

1. *Société de biologie*, séance du 23 décembre 1877,

ment l'attaque. Au contraire on la provoquait à volonté en faisant respirer au malade quelques bouffées d'*éther* ou de *chloroforme*. Enfin on constatait chez le même sujet un léger degré d'hémianesthésie gauche (retard des sensations, perte de la sensibilité électrique) et surtout une diminution de l'ouïe du côté gauche avec une diminution concentrique du champ visuel du même côté.

Dans les différentes visites que nous avons faites dans le service des épileptiques et des hystériques (hommes) de Bicêtre, M. Bourneville nous a fait voir les malades hystéro-épileptiques. Nous les avons examinés de nouveau et nous avons constaté qu'il n'y avait pas de résultat bien appréciable par la compression du testicule, qui a toujours été faite avec prudence.

Nous n'insisterons pas plus longtemps sur la compression ovarienne dont l'influence sur les attaques d'hystérie est admise du reste par tout le monde. Nous allons rapporter maintenant un fait dont nous avons été témoin et où la compression des globes oculaires pendant 2 ou 3 minutes a suffi pour arrêter complètement les phénomènes convulsifs en pleine période des grands mouvements.

Nous donnons ce moyen avec réserve, nous ne l'avons vu employer que deux fois : dans le premier cas il a réussi, dans le second il a échoué.

OBSERVATION II (*personnelle*).

M... Augustine, âgée de 19 ans, entrée le 16 février 1880 à la Pitié, salle Saint-Charles, service de M. le professeur LASÈGUE, issue d'un père bien portant non alcoolique, d'une mère, morte jeune d'une maladie de foie, non entachée d'hystérie, elle a plusieurs frères et sœurs en bonne santé, ne présentant pas d'affections nerveuses. Elle a joui d'une bonne santé dans son enfance mais était d'une grande susceptibilité d'humeur. A l'âge de quinze ans, elle est poursuivie dans la rue par un homme et éprouve une très grande frayeur ; deux mois après elle fut prise d'une attaque et depuis cette époque elle en avait assez fréquemment, elle en eut jusqu'à 17 par jour. Elle est soumise au traitement par le bromure de potassium, les attaques deviennent moins fréquentes mais ne cessèrent pas complètement.

Plusieurs moyens ont été essayés pour arrêter l'attaque ; la compression ovarienne ne réussit pas toujours à les enrayer, elle échoue même le plus souvent ; les inhalations d'éther et de chloroforme n'arrêtent l'attaque qu'à la condition d'être poussées jusqu'à un sommeil profond, encore les accidents convulsifs reparaissent-ils dès que la quantité de vapeur anesthésique dissoute dans le sang n'est plus en quantité suffisante.

Entrée en février dans le service de M. le professeur Lasègue, elle suit encore un traitement au bromure de potassium, le nombre des attaques diminue beaucoup, leur intensité faiblit, également ; elle passe plusieurs jours sans accidents convulsifs. Après ses attaques assez courtes, que l'on a pu quelquefois arrêter par la compression ovarienne, mais auxquelles le plus souvent on se contente de parer en maintenant la malade dans son lit, en lui tenant les bras pour éviter qu'elle ne tombe par terre et aussi qu'elle ne se morde les mains comme elle l'a déjà fait, elle reste triste, pleure, mais n'a pas de délire bien marqué ; l'attaque finie elle ressent des douleurs dans la tête et dans l'abdomen.

Le 15 octobre, elle n'a pas eu d'attaques depuis trois jours ; comme cette malade n'a pas d'aura qui l'avertisse de l'imminence de ses attaques, elle descend à une heure du soir dans la cour de l'hôpital. Après quelques minutes l'accès commence, la période épileptoïde se déroule, la malade écume, mord la face dorsale de sa main droite où elle porte une plaie résultant d'une morsure qu'elle s'était faite antérieurement. La période des grands mouvements commence, la malade étendue par terre fléchit le tronc sur les jambes, puis le renverse violemment. Ses voisines ont de grandes peines à l'empêcher de se frapper la tête contre le pavé. L'interne de garde arrive à ce moment et comprime assez fortement les deux globes oculaires en les enfonçant dans les orbites. Quelques minutes après la malade reprend connaissance, et l'attaque est complètement arrêtée ; appuyée sur le bras de l'infirmière elle peut regagner la salle Saint-Charles, elle se plaint seulement d'un peu de douleur dans la tête et dans l'abdomen.

Ici nous voyons l'attaque arrêtée par la compression des globes oculaires ; dans d'autres cas cette compression produit des phénomènes différents (1).

Nous devons les renseignements suivants à l'obligeance de M. Gauthier, interne des hôpitaux :

En 1877, dans le service du professeur Chauffard il y avait une hystérique que l'on endormait chaque soir en lui comprimant les globes oculaires durant cinq à six minutes ; le sommeil durait très profond toute la nuit.

En 1880, dans le service de M. Lanceraux, salle Sainte-Geneviève, chez une hystéro-épileptique couchée au n° 22, en dehors de toute attaque, on provoque directement la catalepsie par la pression sur les yeux ; pendant l'attaque, cette même compression amenait immédiatement un état cataleptique qui durait environ pendant un quart d'heure.

1. Récemment M. F. Raymond a fait à l'Hôtel-Dieu une leçon sur un malade hystéro-épileptique chez lequel les attaques sont provoquées par la compression des globes oculaires et arrêtées par la compression dans l'une des fosses iliaques.

Après ce temps l'attaque reprenait au point où la catalepsie l'avait interrompue.

M. Guéneau de Mussy a signalé les bons effets que l'on obtenait chez certaines] hystériques pendant leurs attaques en comprimant le larynx produisant ainsi unesorte destra ngulation.

Nous devons à l'obligeance de M. Ozenne, interne des hôpitaux, l'observation suivante :

OBSERVATION III

Julie P..., âgée de 19 ans, couturière, entrée le 10 novembre 1879, à la Pitié, salle Saint-Jean, service de M. Polaillon. Les antécédents héréditaires sont entièrement négatifs ; quant à la malade elle-même elle n'a eu jusqu'en 1878 aucune maladie sérieuse. Jusqu'à cette dernière époque la menstruation est restée régulière, mais à partir de ce moment des troubles variés sont apparus.

Vers le mois d'avril 1877, apparition sous l'ongle du gros orteil droit, d'une grosseur qui peu à peu s'accroît ; on diagnostique une exostose.

En octobre 1878, on pratique l'opération, la tumeur est enlevée ; mais la reproduction s'est effectuée si rapidement qu'en avril 1879 on fait une seconde opération, on enlève la production osseuse jusqu'au plateau osseux ; cette seconde opération est suivie comme la première de la reproduction de la tumeur.

En novembre 1879, on pratique pour la troisième fois l'opération qui, cette fois, consiste dans l'extraction de la phalange presque en totalité.

Huit jours après cette dernière opération, la malade prend une attaque d'hystérie qui n'offre rien de particulier qu'un hoquet continu. Durant trois mois de séjour à l'hôpital, les mêmes attaques se reproduisent avec les mêmes caractères comateux, avec le même hoquet continuant quelquefois sans interruption pendant 24 heures. Chez cette malade, l'aura partait presque continuellement du pied opéré.

A plusieurs reprises, nous pratiquons la compression ovarienne qui ne donne de bons résultats que dans deux circonstances. Nous souvenant du moyen recommandé par Guéneau de Mussy, nous comprimons plusieurs fois au niveau du larynx, mais sans résultat favorable. Enfin, cherchant surtout à lutter contre le hoquet, nous appliquons la compression sur les nerfs phréniques en avant des scalènes.

Dans un cas, le hoquet disparaît presque subitement, et l'attaque cesse quelques instants après. Dans deux autres attaques, il y a d'abord diminution de la violence du hoquet, puis sa disparition au bout d'une heure. Bien que cette intervention ait été plusieurs fois favorable, nous devons pourtant ajouter que dans la suite, elle est restée sans influence à l'occasion de deux nouvelles attaques.

Cette observation est intéressante à plusieurs points de vue : d'abord, l'aura semble prendre naissance au niveau de l'orteil amputé. En outre, la compression ovarienne et surtout la compression du larynx donnent de médiocres résultats ; et enfin, on a pu faire cesser presque subitement, par la compression des nerfs phréniques au niveau des scalènes un phénomène très pénible, le hoquet hystérique. Chez une malade dont l'histoire est consignée dans le tome III de l'*Iconographie photographique de la Salpêtrière*, M. Bourneville est parvenu à arrêter les attaques par la *compression épigastrique* (1866) (1).

1. Nous trouvons dans la *Presse médicale belge*, 1876, p. 382, un exemple d'attaque d'hystérie arrêtée par la compression de la partie inférieure du pharynx. « Veut-on arrêter l'attaque, il suffit de

2° *Électricité*. — L'influence [des courants électriques sur les attaques d'hystérie a été surtout étudiée dans le service de M. Charcot. Les résultats de ces premières études ont été consignés dans la thèse d'agrégation du docteur Teissier (de Lyon) (1).

Nous résumons brièvement les observations qui lui ont été communiquées par M. Richer, interne du service.

OBSERVATION IV

Witma..., hystéro-épileptique à grandes attaques; on applique les électrodes de l'appareil de courant continu de Trouvé, l'un au front, l'autre dans la région de l'ovaire droit; on use de 40 éléments. L'attaque est modifiée aussitôt, la période épileptoïde diminue d'intensité, les grands mouvements sont supprimés, il survient un sommeil qui paraît calme ; quand on enlève les pôles, l'attaque reprend avec toute sa violence ; l'emploi d'un courant faible de 10 éléments, les deux pôles étant appliqués aux deux tempes, produit un effet analogue.

OBSERVATION V

Geneviève, hystéro-épileptique, accès épileptiformes; on applique la pile de Trouvé (20 éléments), l'un des pôles à la tempe gauche, l'autre à la jambe du même côté. Presque aussitôt, les accidents épileptiformes diminuent de violence, et bientôt n'apparaissent plus de loin en loin, que très atténués. Dans l'intervalle, la malade demeure en prière, a un délire loquace relativement calme. Quand on supprime le courant, l'accès épilepti-

comprimer fortement l'ovaire malade, mais on y réussit plus complètement par la compression de la partie inférieure du pharynx, qui, aussitôt détermine une inspiration retentissante suivie de toux opiniâtre.»

1. *De la valeur thérapeutique des courants continus*, page 61, Paris, 1878. Voir aussi, dans l'*Année médicale* de 1878 et 1879, les articles de M. R. Vigouroux.

forme reparaît aussitôt avec toute sa violence. Le sens du courant, ascendant ou descendant, n'a pas paru avoir d'effet spécial.

OBSERVATION VI

Geneviève, grandes attaques. L'application de courants continus a été maintenue pendant près de quatre heures. On obtient les mêmes effets que précédemment. Au début 40 éléments ont été employés, mais ensuite le même effet a été obtenu avec 20 et même 10 éléments. L'électrisation a été maintenue tout le temps de l'attaque, elle en a considérablement amoindri la violence, mais elle ne paraît pas en avoir diminué la durée.

OBSERVATION VII

Marc..., grandes attaques, application de courants continus comme précédemment. Au début 40 éléments, atténuation subite de l'attaque, qui cependant présente encore ses trois phases, mais à peine esquissées. L'intervertion du sens du courant, au début d'un accès, l'arrête subitement par la secousse qu'elle communique à la malade, au milieu d'une convulsion épileptiforme celle-ci s'arrête instantanément et demeure interdite. Le même effet est obtenu avec 20 éléments ; avec 10 éléments il a fallu produire plusieurs secousses consécutives pour produire un effet semblable (1).

MM. Regnard et Richer ont expérimenté les courants continus sur toutes leurs malades et ont eu des résultats analogues à ceux que nous venons de signaler.

Voici ce qu'ils disent dans la *Revue mensuelle de médecine et de chirurgie* de 1878, page 660 :

1. Voir l'observation complète de ces malades dans l'*Iconographie photogr. de la Salpétrière.*

« Si le passage du courant n'arrête pas complétement l'attaque d'hystéro-épilepsie, il en modifie les accès et devient un palliatif utile dans l'état de mal hystéro-épileptique.

« Mais voici une manière d'appliquer l'électricité, qui donne lieu à des effets surprenants :

« Les électrodes étant disposées comme nous l'avons dit plus haut, l'un des réophores sur le front, l'autre sur une partie quelconque du corps, nous attendons qu'une attaque se produise, puis d'un coup, nous intervertissons le courant à l'aide du commutateur. L'attaque s'arrête tout net, la malade se réveille comme étonnée, porte la main à la tête et reprend complétement connaissance.

« Dans les cas les plus résistants, il faut deux ou trois interversions pour amener ce résultat. En général, il faut employer 40 à 50 éléments.

« Plusieurs malades, Louise G., Célina M. et Witt. nous ont donné ces résultats.

« Dans des cas moins heureux, l'attaque avorte, mais la connaissance ne revient pas, et la malade passe directement dans un état comateux où elle demeure jusqu'à ce que survienne une attaque nouvelle, que l'on peut arrêter aussi par une nouvelle inversion.

« Nous ne saurions nous rendre bien compte de la manière dont agit le courant continu quand il diminue les attaques et quand il les arrête. Pour ce qui est de l'interversion, il nous semble qu'il faut attribuer son effet à l'excitation profonde et peut-être centrale qu'amène une aussi violente rupture d'équilibre que celle qui résulte du changement subit de sens dans le courant de 40 éléments de pile. »

L'affaiblissement des attaques hystéro-épileptiques et parfois leur arrêt sous l'influence des courants continus sont expliqués de la façon suivante par M. Onimus. Cet auteur fait remarquer que Barrow et Donders ont observé que les vaisseaux pendant le sommeil sont rétrécis, et il se demande si ce ne serait pas à une modification de la circulation cérébrale, sous l'influence du courant, qu'il faudrait attribuer ces heureux résultats.

Il a rapporté (1) l'histoire d'une malade atteinte d'hystérie cataleptique grave et qui s'endormait d'un profond sommeil après la galvanisation du cerveau, une électrode étant appliquée sur le front, l'autre sur la nuque.

3° *Eau froide, glace.* — A côté de ce moyen qui nécessite l'emploi d'une pile électrique et auquel il est par suite difficile d'avoir toujours recours dans la pratique usuelle, nous devons signaler un moyen très-simple employé par Cruveilhier (2). Ce praticien illustre regarde comme infaillible l'ingestion forcée d'eau froide. Il choisit le moment où les mâchoires cessent d'être contracturées. Les premières gorgées semblent augmenter l'état de spasme et sont promptement rejetées, mais bientôt la contraction cède à une nouvelle quantité de liquide subitement ingérée et en quelques minutes la malade peut avaler et recouvre la connaissance.

Ce moyen est vivement recommandé par Landouzy (3).

1. *Journal de l'anatomie* de Robin 1869.
2. Cité par Landouzy: *Traité complet de l'hystérie*, 1846.
3. *Loc. cit.*

« Depuis qu'à l'exemple de M. Cruveilher, j'ai insisté sans me laisser effrayer par l'effet produit au moment des premières déglutitions, j'ai vu plusieurs fois les spasmes diminuer ou cesser entièrement. »

Enfin nous savons que, dans sa clientèle, M. Charcot fait volontiers administrer les douches froides pendant l'attaque d'hystérie.

Les applications de glace sur la tête ou sur la colonne vertébrale ont été employées dans un grand nombre d'affections nerveuses. Mais ce n'est que dans le service de M. Charcot qu'on a songé à utiliser le pouvoir anesthésique de la glace en application sur la région ovarienne hypéresthésiée, dans le cas où l'aura de la grande attaque part de cette région.

Des morceaux de glace concassée, enfermés dans une vessie étaient placés sur la région ovarienne siège de l'hypéresthésie. Les malades lors de la première application éprouvaient une sensation de froid très-vive, à laquelle elles s'habituaient assez rapidement. La partie de la peau en contact avec la glace, devenait blanche, un peu rugueuse au toucher et complétement insensible au contact, au pincement, à la piqûre. C'était, comme on le voit les mêmes, phénomènes que l'on observe lorsqu'on a recours à l'anesthésie chirurgicale avec la glace. Enfin comme dans le même cas, un quart d'heure après l'éloignement de la glace, la peau redevient rouge, chaude et recouvre la sensibilité.

Une malade, G. (1) qui était souvent très-excitée, une

___

1. Bourneville. *Recherches cliniques et thérapeutiques sur l'hystérie et l'épilepsie*, Paris, 1876.

heure ou deux avant ses attaques, voyait chaque fois disparaître, sous l'influence de l'application de glace, les phénomènes précurseurs de la crise hystéro-épileptique. Il en a été à peu près de même chez d'autres malades qui ont voulu se soumettre à cette médication. Toutes ne le voulaient pas, en effet, à cause de la sensation de froid pénible qu'occasionne la glace appliquée sur la paroi abdominale.

ÉPILEPSIE

Dans les accès d'épilepsie, le plus souvent, la rapidité avec laquelle l'accès succède à l'aura ne permet pas d'employer la glace en application, comme traitement abortif. Mais il en est autrement dans l'état de mal épileptique. Si en effet on voit les accès se répéter coup sur coup, ou devenir subintrants, il est indiqué, les auteurs et Grisolle en particulier le recommandent, d'avoir recours aux applications de glace sur la tête, à la saignée générale ou aux évacuations sanguines locales. Les applications de glace ont la meilleure influence sur la congestion céphalique, et combattent en même temps l'élévation de la température générale qui est la règle en pareil cas.

La compression, comme moyen abortif de l'accès d'épilepsie, a été tentée un grand nombre de fois, soit sur les carotides, soit sur les parois crâniennes et le trou occipital, suivant la méthode de Borelli.

La compression des carotides faite pendant la période tonique a donné de nombreux succès.

Son but est d'empêcher la congestion cérébrale. Peut-être

aussi réussit-t-elle à arrêter l'attaque par une action dont Brow-Séquard a donné l'explication, et que nous aurons occasion de rappeler.

Le *procédé de Borelli* est le suivant : il applique le pouce et l'index de la main gauche sur chaque région temporale, embrassant l'os frontal dans la concavité de l'arc de cercle ainsi formé ; puis il place le pouce de la main droite dans l'espace situé immédiatement au dessous de la tubérosité de l'occipital. Il exerce alors une pression énergique en appuyant fortement dans le canal sous-occipital la pulpe du pouce et en la portant de bas en haut et d'arrière en avant. La tête est refoulée en sens opposé par la main gauche et décrit un arc de cercle d'avant en arrière.

Ce procédé est basé sur la théorie qui voit dans l'épilepsie une accumulation d'électricité dans le bulbe. La compression faite de la manière que nous venons d'indiquer aurait pour effet, en raison du mouvement imprimé, de faire cesser cette accumulation de fluide et de ramener l'équilibre dans les centres nerveux.

La *ligature des membres* a été employée souvent, et a rendu de nombreux services. Pratiquée, dans le cas d'aura périphérique, elle a suffi souvent pour enrayer l'accès. Nous avons vu à Bicêtre un malade qui appartient à ce groupe. Il est atteint d'épilepsie partielle occupant les membres du côté gauche. L'aura part du pied ; tantôt le malade fait serrer énergiquement sa jambe par deux de ses camarades, tantôt il la serre lui-même avec une bande d'Esmarch que lui a fait donner le chef de service.

Herpin (1) cite l'observation d'une jeune fille atteinte d'épilepsie avec aura consistant dans une crampe des muscles de la main. La compression du poignet exercée par hasard par le frère de la malade fit cesser cette crampe et empêcha l'accès de se produire. Herpin fit alors entourer le poignet de la malade par un nœud coulant, et aussitôt qu'elle ressentait une crampe, elle pouvait serrer elle-même et ainsi faire avorter l'accès menaçant. Après chacun des accès ainsi arrêtés, la malade n'éprouvait pas de troubles généraux ; elle fut définitivement guérie par un traitement par l'oxyde de zinc.

L'auteur recommande beaucoup ce moyen de traitement abortif des accès lorsqu'on a le temps de l'appliquer.

Dans le cas contraire, on aura recours à la compression exercée avec les mains en ayant soin de maintenir fortement l'articulation dans une position opposée à celle que lui donne la convulsion.

On a employé pour exercer une compression sur les membres qui étaient le point de départ de l'aura des bracelets d'acier construits de telle façon qu'on puisse exercer, dès qu'on le désire, une constriction suffisante.

Piégu (2) cite une observation où la ligature fut appliquée, dans l'état de mal épileptique, avec le meilleur succès. La ligature des deux membres inférieurs fut pratiquée à l'aide de deux bandes de toile larges de deux à trois doigts. Au bout de quelques minutes, les parties placées au-dessous des liens était gonflées de sang veineux et deve-

1. *Du pronostic et du traitement curatif de l'épilepsie;* Paris 1852, observation 11. page 69.
2. *Annales médico-psychologiques,* 1844, page 304.

naient violettes par suite de la réplétion des capillaires.
Bientôt la malade ouvrait péniblement les yeux, la face
devenait pâle et le pouls manifestement moins plein. Une
demi-heure après l'application des liens, la connaissance et
la sensibilité étaient entièrement revenues. Les bandes
furent maintenues une demi-heure encore, puis enlevées
l'une après l'autre à un quart d'heure d'intervalle. La
circulation rétablie, la malade n'éprouva que quelques
légères secousses convulsives.

Comment agit ici la ligature des membres? Est-ce
comme le veulent Piégu et A. Voisin, en soustrayant
momentanément à la circulation générale une quantité con-
sidérable de sang? Dans ce cas, la ligature présenterait
tous les avantages de la saignée, sans en avoir les inconvénients.

Telle n'est pas cependant l'opinion de Brown-Séquard.
Cet auteur s'appuyant sur ses expériences, pense que tout
autre est le mécanisme par lequel la ligature des membres
agit sur les convulsions épileptiques (1).

Après une hémisection de la moelle épinière pratiquée
sur des cobayes, il a pu, en irritant certaines parties de la
peau, donner à ces animaux des attaques convulsives se
rapprochant beaucoup des attaques épileptiques. La tête,
avant l'attaque confirmée, se déviait spasmodiquement. En
empêchant cette déviation de se produire, il faisait invaria-
blement avorter l'accès. Ces faits présentent quelque chose
d'analogue à ce que l'on voit quelquefois chez l'homme :
des accès d'épilepsie avortant par l'extension forcée des

1. *Archives de physiologie*, 1868, page 317.

premiers muscles qui se contractent spasmodiquement, ou par une pression violente sur ces muscles, dans des cas où la tête se tourne convulsivement vers l'épaule. Pour ce physiologiste, la ligature du membre qui est le siége de l'aura n'agirait pas comme beaucoup le pensent.

Il croit (1) que cette ligature ne met pas obstacle à une prétendue irritation spéciale se propageant de l'extrémité d'un membre, au centre céphalo-rachidien, mais qu'au contraire elle produit une irritation qui se transmet aux centres nerveux et y modifie cet état morbide qui, après avoir donné origine à l'aura, aurait causé les autres phénomènes de l'attaque, si la ligature n'avait été appliquée.

Voici pourtant une observation qui est une preuve en faveur de la doctrine combattue par Brown-Séquard :

J. Franck, en s'attaquant directement à l'organe, siége de l'aura, a pu guérir une épilepsie terrible.

Il s'agissait d'un jeune homme de 23 ans qui devint épileptique, à la suite d'un coup qu'il avait reçu sur les testicules. Il fut soumis pendant 3 ans à toute sorte de remèdes, la maladie ne faisait que s'aggraver de jour en jour. A cette époque, Franck observant que le scrotum était habituellement lâche et que les testicules étaient fortement rétractés à la fin de chaque attaque, rapprochant ce fait de la cause du mal, n'hésita pas à proposer la *castration*. L'opération fut pratiquée ; les testicules examinés avec soin ne laissèrent découvrir rien d'anomal. Le malade fut guéri complétement.

1. *Lectures on the diagnosis and treatement of fonctional nervous affections.* — Philadelphie, 1868, page 47-50.

Enfin, parmi les agents locaux capables d'enrayer l'accès d'épilepsie ou d'en diminuer la violence signalons un moyen recommandé par Brown-Séquard. C'est la *flexion* aussi énergique que possible de l'un des deux gros orteils. Ce moyen a été employé deux fois avec succès par M. A. Voisin (1).

AGENTS GÉNÉRAUX

ANTISPASMODIQUES. — ÉTHER. — CHLOROFORME

La classe des antispasmodiques comprend des médicaments nombreux : le *castoreum* dont l'emploi remonte à Arétée, le *musc*, l'*asa fœtida*, la *valériane*, la *gomme ammoniaque*, le *camphre*, la *civette*, etc.

L'usage de ces substances, fréquent autrefois contre les attaques d'hystérie, est un peu moins commun de nos jours. Briquet les a proscrites du traitement général de l'hystérie, à peine leur accordait-il quelque utilité contre les accidents momentanés.

M. Bernutz est moins sévère et reconnaît que l'administration des antispasmodiques apporte un soulagement éphémère sans doute, mais utile aux malades lorsqu'elles sont dans une période d'excitation. Aujourd'hui on a plus particulièrement recours aux inhalations d'éther et de chloroforme.

En 1848, M. H. Desterne (2) préconisait l'emploi des moyens anesthésiques dans les attaques d'hystérie.

1. *Dictionnaire de médecine et de chirurgie pratiques.* Tome 13, page 635.
2. H. Desterne. — *Union médicale* du 28 septembre 1848.

Il recommandait de commencer les inhalations au moment où les douleurs deviennent pénibles à supporter.

« Après deux ou trois inspirations, les mouvements spasmodiques se déclarent ou augmentent de violence ; mais bientôt cette sorte de surexcitation nerveuse, ces convulsions plus difficiles à maîtriser, font place à la résolution des membres la plus complète.

Quelques secondes ont suffi pour opérer ce changement ; la respiration devient alors large et facile, le visage, bouffi d'abord comme dans l'ivresse, s'épanouit, et le calme succède aux douleurs les plus vives.

Des malades font les rêves les plus délicieux qu'ils disent tout haut ou à demi-voix. Après ces rêves heureux, les malades éprouvent, en général, un besoin de sommeil dont on évite de les distraire. Toutefois, on ne peut permettre aux personnes qui les surveillent de s'en aller ; rien n'est plus fréquent que de voir un nouvel accès après la cessation du premier, et en pareil cas, les mêmes précautions sont à prendre, les mêmes moyens à employer. » Depuis une quinzaine d'années, mais depuis 9 ou 10 ans surtout, le chloroforme et l'éther plus encore sont d'un usage quotidien dans les services consacrés aux hystéro-épileptiques et aux hystériques (MM. Moreau de Tours, Delasiauve, Charcot, Bourneville et leurs élèves) (1).

Hammond s'exprime ainsi (2) : « Le meilleur traitement

1. On trouvera de nombreux détails sur les effets de ces médicaments dans les observations qui composait l'*Iconographie de la Salpêtrière.*

2. Hammond. *Maladies nerveuses*, traduction Labadie-Lagrave, 1874, p. 876.

des attaques consiste en des inhalations d'éther ou de chloroforme, récemment j'ai fait usage à plusieurs reprises de *l'hydrate de chloral*, mais il ne m'a paru ni aussi prompt, ni aussi efficace que les autres moyens usités en pareil cas. Je l'administre à hautes doses pour produire une insensibilité complète et j'y reviens à plusieurs reprises si le retour de l'accès me paraît imminent. Dans les attaques purement émotives ou dans celles qui se caractérisent par des spasmes musculaires de divers genres, aucun moyen n'est comparable, à mon sens, à l'éther et au chloroforme administrés en inhalations. »

Nous avons eu nous-même l'occasion d'assister à une administration de chloroforme dans une attaque d'hystéro-épilepsie et nous avons pu recueillir l'observation :

Observation VIII (*personnelle*).

Louise A..., âgée de 20 ans, couturière, entrée le 12 octobre 1880, à la Pitié salle Sainte-Eugénie au numéro 1, est malade depuis 3 ans.

Elle attribue sa maladie à des chagrins de famille et à une grande frayeur que lui causa, la nuit dans un jardin, un des siens en jouant au spectre. Les accidents hystériques ont été nombreux et variés. Au début, contracture des quatre membres plus intense du côté droit, qui a duré un mois ; puis attaques hystéro-épileptiques qui ne cessent que pour faire place à une chorée hystérique qui l'oblige à séjourner 6 mois dans un hôpital l'année dernière, elle demeure 3 mois au lit.

Les attaques ont reparu peu après sa sortie et viennent d'acquérir plus de fréquence et d'intensité à la suite d'une nouvelle frayeur ; elle surprend dans sa chambre un voleur en train de piller ses hardes.

À son entrée, on constate une anesthésie du côté droit, la sensibilité générale et les sens spéciaux sont atteints. Le jaune et le rouge ne sont pas perçus de ce côté. Tandis que la sensibilité est fort émoussée à droite, l'ovaire du même côté est le siège de douleurs.

Le fer, premier métal essayé, opère immédiatement le transfert, d'autres métaux sont sans effet. Le lendemain de son entrée nous assistons à une attaque de Louise A... La compression de l'ovaire droit calme mais n'interrompt pas les divers accidents de la période épileptoïde. On fait alors respirer des vapeurs de chloroforme à la malade qui résiste de toutes ses forces et entame la phase des contorsions.

La résolution est très rapidement obtenue malgré la rareté des inspirations, et l'attaque s'arrête. Nous ne quittons la malade que lorsque la résolution est complète. Les pupilles sont contractées et on tente vainement, en maintenant les paupières écartées, de provoquer des phénomènes cataleptiques. L'insensibilité est complète, aucun délire ne survient. Le sommeil se prolonge assez longtemps, aucune attaque nouvelle ne survient jusqu'au surlendemain.

Cependant l'emploi des anesthésiques pendant l'attaque n'amène pas toujours des résultats semblables. Dans quelques cas, les inhalations font cesser les phénomènes convulsifs et le délire survient ; ou bien les accidents convulsifs après avoir cédé sous l'influence du chloroforme reprennent leur cours dès que le malade n'est plus sous cette influence.

Il est des hystériques chez lesquelles les inhalations d'éther produisent un état de demi-ivresse et de bien-être particulier qui leur fait rechercher avec ardeur cette substance. L'observation suivante en est une preuve, nous en donnons un résumé (1).

1. *Iconographie de la Salpêtrière*, par Bourneville et Régnard, tome 1er, observation V.

OBSERVATION IX

Célina Marc..., ystéro-épileptique. Dès qu'elle a sa compresse imbibée d'éther, elle va s'asseoir à l'écart, ramasse son tablier par dessus la compresse pour que l'évaporation soit moins rapide. Ses yeux sont fermés ; elle secoue violemment la tête, puis elle ouvre les paupières, les yeux sont immobiles, les pupilles légèrement dilatées, le regard vague. Marc est dans un état d'absorption profonde et paraît jouir de la plus vive félicité. Quand sa compresse étant sèche, elle réclame de l'éther, si on exige qu'elle réponde aux questions pour avoir de l'éther, elle donne des renseignements, mais comme quelqu'un qui est contraint, qui confesse ce qu'il voudrait cacher. Elle voit des hommes, s'abandonne à eux, etc. On lui redonne de l'éther ; elle est en proie à une demi ivresse, assez prononcée pour l'exciter, assez légère pour lui permettre de reconnaître les hommes qui l'environnent, qu'elle tutoie sans distinction, cherchant à les attirer à elle. Si on soulève le bras gauche qui est libre, l'autre tenant la compresse, il conserve la position qu'on lui a imposée.

Un autre jour, nous l'avons observée à la fin d'une inhalation de 125 grammes d'éther ; elle nous a déclaré que lorsqu'elle revenait à elle, elle éprouvait de violents besoins génésiques. Après l'éther, M. a la tête pesante, boit beaucoup d'eau, saute malgré elle ; il y a quelque temps, elle a fait un bond de son lit et est tombée par terre.

Chez cette femme, le *nitrite d'amyle* a toujours mis fin à la série d'attaques.

Ainsi donc, malgré les résultats heureux obtenus par les anesthésiques pendant les attaques, il ne faudrait pas en user immodérément.

« L'expérience apprend, dit Grisolle (1) qu'on ne doit pas abuser des anesthésiques, non-seulement parce qu'on s'expose à un péril, mais aussi, parce qu'en répétant les inhalations, on finit par amener une excitation fâcheuse . »

Les inhalations de chloroforme, lorsqu'elles sont répétées un peu fréquemment, ne tardent pas, en outre, à amener une révolte de l'estomac qui fatigue les malades et font qu'ils se refusent aux inhalations.

Et enfin les malades s'accoutument assez rapidement aux inhalations de chloroforme, et on est obligé de leur en faire respirer des doses considérables pour obtenir la cessation des attaques, ce qui ne laisse pas d'avoir sur l'économie une influence fâcheuse.

Pendant l'accès d'épilepsie, le chloroforme a aussi été employé. M. A. Voisin (2) le recommande comme le meilleur moyen de prévenir ou de diminuer l'asphyxie.

Nitrite d'amyle. — Le nitrite d'amyle, découvert en 1844 par Balard, est un liquide jaune verdâtre ; sa vapeur est légèrement rutilante ; il est volatil et bout à 99° quand il est complètement anhydre. S'il est récemment préparé, sa réaction est neutre, mais au contact de l'air et de l'eau, il s'acidifie et perd ses propriétés physiologiques. Il possède encore un inconvénient grave, c'est que dans le nitrite d'amyle impur, on peut trouver des traces d'acide cyanhydrique.

C'est tout d'abord par des médecins anglais que furent étudiées les propriétés physiologiques et thérapeutiques du

1. *Pathologie interne*, tome 2, page 812.
2. *Nouveau dictionnaire de médecine et de chirurgie pratiques*, article *épilepsie*.

nitrite d'amyle, Guthrie en 1859 et Benjamin Richardson
en 1863. Il fut employé contre l'épilepsie par M. S. Weir
Mitchell en 1872, et cela, à cause de la singulière propriété que possède ce médicament de provoquer une congestion très marquée de la face. Il suffit de répandre sur
un mouchoir quelques gouttes de ce liquide très odorant,
puis de le faire respirer immédiatement au malade pour
voir, au bout de quelques secondes, la face se congestion-
ner, l'œil devenir brillant, la peau augmenter de chaleur.
En peu de temps l'action du médicament est à son apo-
gée, puis tout rentre dans l'ordre, et le pouls qui avait
augmenté de fréquence, revient à son type normal.

Ces phénomènes produits par des inhalations de cinq à
dix gouttes s'accusent davantage avec des doses plus fortes.
On voit dans ce cas la face prendre une teinte violette et
la congestion devenir si violente que le sang paraît prêt à
sortir à travers la peau et les muqueuses.

Comme tout médicament nouveau, l'éther amyhnitreux
a été appliqué à la cure de nombreuses affections : le
Dr Lander Brunton, médecin de Saint-Bartholomew's hos-
pital, l'a conseillé vivement contre l'angine de poitrine.

M. Dujardin-Beaumetz (1) l'emploie dans les affections
aortiques, contre les phénomènes angineux, la tendance à
la syncope, les vertiges de l'anémie cérébrale, mais cet
auteur signale une contre-indication absolue.

« Ne pas l'employer (le nitrite d'amyle) pour des femmes
hystériques ou des épileptiques ; chez ces malades, en effet,

1. Dujardin-Beaumetz. *Clinique thérapeutique*, page 169,
Paris 1880.

ce corps présente la propriété remarquable de provoquer une attaque violente au moment même où on l'administre. Ce serait donc là, pour ainsi dire, le véritable réactif de l'hystérie, et, pour moi, jamais cette réaction ne m'a fait défaut. »

Entre cette affirmation aussi absolue de M. Dujardin-Beaumetz et les résultats obtenus en Amérique, en Angleterre et en France, on peut rester un instant hésitant. Cependant, ce médicament a été assez longuement expérimenté par les auteurs que nous signalerons, et ceux-ci rapportent des observations, absolument dignes de foi, où l'on voit des résultats véritablement très favorables dus aux inhalations de nitrite d'amyle, pendant les attaques d'hystérie et les accès d'épilepsie.

Du reste, quand bien même le nitrite d'amyle produirait des accès convulsifs chez les hystériques, quand il est administré en dehors des attaques, ce ne serait pas une raison pour proscrire son administration pendant les attaques. Ne voit-on pas, en effet, la compression de l'ovaire faire naître des attaques chez les hystériques, alors que cette même compression, chez la même personne, suffit pour mettre fin à des accès convulsifs? N'avons-nous pas vu, aussi, que quand on donne le chloroforme à une hystérique, les premières inhalations sont suivies d'un redoublement d'intensité des phénomènes convulsifs, ou même les font éclater, s'ils ne sont déjà en évolution, tandis qu'en continuant, on voit bientôt toute convulsion cesser après quelques instants?

Dans cet ordre d'idées, un travail a été publié en France par M. Bourneville sur l'emploi du nitrite d'amyle dans l'épilepsie et l'hystéro-épilepsie (1). C'est à cette publication que nous allons faire nos plus larges emprunts. Nous nous occuperons d'abord de l'hystérie ; nous ne pouvons reproduire les huit observations longuement détaillées que l'on retrouvera dans l'ouvrage cité, nous en donnerons un court résumé. Chez plusieurs malades l'inhalation de dix gouttes de nitrite d'amyle, faite pendant l'attaque, l'a enrayée, mais la crise suspendue a repris bientôt son cours et il a fallu en arriver à plusieurs inhalations pour la faire cesser. On observe d'abord une rougeur très-vive de la face et du cou, puis une pâleur violacée gagnant les lèvres et les gencives, la conjonctive palpébrale. Sous l'influence de l'inhalation, l'attaque avorte, la connaissance reparaît, puis fréquemment, nouvelle attaque suivie de nouvelle inhalation. La face prend une teinte plombée, la conjonctive oculo-palpébrale est couleur lie de vin. Le regard est fixe, hagard, la respiration paraît ralentie. Enfin si les inhalations sont répétées souvent, on peut voir succéder à la cyanose une pâleur de la face vraiment effrayante.

Il est vrai, cependant, que le nitrite d'amyle employé fréquemment en Amérique et en Angleterre n'a jamais produit d'accidents très-graves, aucun cas, du moins, n'a été publié. Il est vrai, aussi, que dans bon nombre de cas, les accès convulsifs sont arrêtés par une ou deux inhalations et qu'il ne reste à la malade qu'un peu de céphalalgie et quelques troubles de la vue. C'est ce qu'on voit dans l'observation suivante (2).

1. Bourneville. *Recherches cliniques et thérapeutiques sur l'hystérie et l'épilepsie*, Paris 1876.
2. Bourneville et Regnard, *Iconographie de la Salpêtrière*, tome I, observation IV.

OBSERVATION X.

Geneviève, grandes attaques hystéro-épileptiques avec toutes les périodes, généralement arrêtées par la compression ovarienne. En juillet 1877, séries d'attaques. La compression de l'ovaire fait disparaître les périodes tonique et clonique, amène une détente générale, et le délire survient. Dès que la compression est cessée, l'attaque recommence et ne disparaît que lorsqu'on comprime de nouveau. Alors, inhalations de dix gouttes de nitrite d'amyle. Au bout d'une quinzaine d'inspirations G. se met à parler et à divaguer; on la laisse respirer librement pendant quelques instants, et à trois reprises, les inhalations sont recommencées. Au bout de quelques minutes, G. s'aperçoit nettement de la présence des personnes qui l'entourent. Après la cessation du nitrite d'amyle, elle demande qu'on lui enlève la camisole et s'endort profondément. Le lendemain elle se plaint de souffrir de la tête, ce qu'elle attribue au nitrite d'amyle. Après ses attaques terminées naturellement, elle a aussi mal à la tête, mais la douleur est différente, le nitrite d'amyle lui fait voir tous les objets en vert; elle voit des lapins verts, qui courent de tous les côtés. Pendant qu'elle raconte ses sensations de la veille, légère secousse, perte de connaissance de dix à quinze secondes, attaque avortée.

La fin de l'attaque après les inhalations de nitrite d'amyle, s'annonce presque toujours par des mouvements de déglutition, des nausées et des vomissements. Dans l'observation précédente nous avons vu, signalés après l'attaque, des troubles de la vue, la malade voyait tout en vert; d'autres fois c'est la coloration jaune qui domine, ou bien, l'apparition de cercles lumineux, d'animaux noirs etc. En somme, l'action sur l'attaque d'hystérie ou d'hystéro-épilepsie est très-marquée; et les faits recueillis jusqu'ici permettent de constater et d'espérer pour la suite une diminution marquée dans le nombre des attaques sous l'influence du nitrite d'amyle.

Nous devons cependant ajouter que ce n'est pas une opinion admise par tout le monde. Le docteur Thomas Ingli (1) rapporte l'observation de malades offrant des attaques d'hystéro-épilepsie complètes. Chez l'une, la compression ovarienne arrêtait l'attaque, chez l'autre, cette manœuvre restait sans effet. Chez ces malades, le nitrite d'amyle arrêtait immédiatement les convulsions ; mais celles-ci reparaissaient dès que l'administration en était suspendue. En somme, d'après l'opinion du médecin anglais, l'attaque était prolongée.

Le nitrite d'amyle a été employé un grand nombre de fois par M. Bourneville, depuis la publication de son mémoire de 1876, soit chez les mêmes malades, soit chez d'autres malades des services de MM. Charcot et Delasiauve, entre autres chez Ro..., Béch..., Parm..., Vand..., Math..., Pil..., Lesp..., Léqu..., Wilm..., Nan..., etc., etc. Presque toujours, sinon toujours, le nitrite d'amyle, si l'inhalation est faite convenablement, arrête définitivement la série ; la malade est débarrassée, en général, pour le reste de la journée, ce qui n'a lieu avec aucun des autres agents (Bourneville, *Communication orale*).

Dans les *accès d'épilepsie*, accès simples ou isolés, ou bien état de mal épileptique, avec cette augmentation de température qui a tant de valeur au point de vue du pronostic, le nitrite d'amyle a été expérimenté par quelques observateurs étrangers et français. Dans un certain nombre

1. *Edembourg medical journal*, décembre 1878, page 427.

de cas d'état de mal épileptique, il a fourni des résultats si efficaces, qu'il mériterait la première place parmi les médicaments à opposer à cette redoutable complication de l'épilepsie.

Les premières expérimentations ont été guidées par des considérations théoriques. M. S. Weir Mitchell et Crichton Browne, ayant avec bien d'autres observateurs, remarqué la pâleur du visage qui annonce si souvent l'accès épileptique, songèrent à opposer à cette pâleur l'action congestionnante du nitrite d'amyle. Ne pourrait-on, en effet, arrêter l'attaque, et même l'empêcher de se produire, si cette pâleur du début, produite sans contredit par la contraction des capillaires de la face, était presque instantanément remplacée par de la congestion due à la réplétion des mêmes vaisseaux ?

Ces données théoriques, confirmées plus tard par l'observation clinique, faisaient supposer, tout d'abord, que le maximum de l'action utile du médicament se montrerait lorsque celui-ci serait administré tout à fait au début de l'accès, et, à plus forte raison, pendant l'aura précédant l'accès d'un temps suffisant pour l'inhalation.

M. S. Weir Mitchell (1) cite trois observations dans lesquelles les malades, atteints d'épilepsie avec aura d'une durée variable, ont pu chaque fois faire avorter l'accès imminent en respirant quelques gouttes de nitrite d'amyle.

Après les inhalations, les malades étaient absolument débarrassés de tout symptôme inquiétant et ne présentaient qu'une faible lourdeur de tête.

1. Bourneville, *loc. cit.*

Du reste, M. S. Weir Mitchell n'a jamais observé aucun accident chez ses épileptiques soumis à l'usage du nitrite d'amyle. L'un d'eux trouvait que sa mémoire était devenue meilleure, et M. Crichton Browne (1) a remarqué de son côté une stimulation des facultés intellectuelles.

Ce dernier auteur a songé à administrer le nitrite d'amyle à une de ses malades atteinte d'épilepsie sans aura. Il lui fit respirer cinq gouttes du médicament trois fois par jour. Les attaques furent brusquement interrompues. En même temps, un heureux changement se manifesta dans le caractère et les habitudes de la patiente.

Entre les mains de M. James A. Philip (2) le nitrite d'amyle, administré chez des malades qui ne présentaient pas d'aura, n'a pas donné de résultats bien favorables. Il est vrai que ce médecin commençait par de très petites doses, de deux à vingt gouttes, et qu'il s'agissait de très-vieux épileptiques.

M. Crichton Browne (3) rapporte quatre observations de malades en proie à l'état de mal épileptique avec tous ses caractères et en particulier l'élevation de température signalée par Bourneville. Dans tous ces cas, les inhalations de nitrite d'amyle ont amené l'abaissement de la température et la diminution du nombre des accès.

Ces faits seraient donc excessivement favorables. Malheureusement M. Bourneville (4) a rapporté des observations

1. *The West Riding lunatic Asilam med. Reports,* tome III, page 156, 1873.
2. *The journal of mental science,* janvier 1875 page 600.
3. *Loc cit.*
4. *Loc. cit.*

personnelles où l'état de mal épileptique n'a pu être enrayé par les inhalations. Il est vrai qu'il s'agissait entre autres d'un cas bien peu favorable ; la malade avait en plus de cent accès dans les 24 heures et la température atteignait 40°, 7.

Les recherches sur l'action du nitrite d'amyle dans les accès d'épilepsie commencées à la Salpêtrière ont été continuées à Bicêtre où elles ont donné les résultats que nous mentionnons dans les observations suivantes :

OBSERVATION XI.

(Communiquée par M. d'Olier, interne des hôpitaux).

Féré Alphonse, 14 ans. Entré à l'infirmerie des épileptiques de Bicêtre le 29 novembre 1873 (service de M. Bourneville). Aucun antécédent héréditaire ; une sœur morte en bas âge de convulsions. A quatre ans il fut pris de convulsions subites sans cause apparente, et resta sans connaissance de 7 heures du matin à 5 heures du soir ; tout le côté gauche du corps était agité des secousses convulsives. A cinq ans, scarlatine légère, pendant la convalescence de laquelle reparurent des accidents épileptiformes : perte de connaissance brusque sans cris, convulsions atteignant surtout la face du côté gauche ; durée totale 5 minutes environ. Enfin les accès augmentent d'intensité. Presque toujours il tombait en avant et s'est blessé plusieurs fois (fracture de l'avant-bras gauche). Pas de morsures de la langue ni de mictions involontaires. Le caractère est violent, menaces de coup de couteau etc. L'intelligence est très affaiblie. Cet enfant a eu en 1879 près de 900 accès et plusieurs fois des états de mal se prolongeant plusieurs jours. C'est ainsi que dans les mois de

mars, avrilet mai, le nombre des accès a atteint 111 et 240
tandis que dans les autres mois il était de 60 environ.

Dans les derniers temps, il fut soumis au traitement par le
bromure d'éthyle sous l'influence duquel les accès tombèrent au
mois d'août à 37.

La mort est survenue dans un état de mal le 22 septembre.
Un certain nombre de fois le *nitrite d'amyle* a été donné chez
ce malade au moment des accès. Le 28 mars, il a pu être employé avec un avantage réel : l'enfant avait eu 25 accès dans la
matinée et pouvait à peine prononcer quelques mots dans les iu-
tervalles. Après une inhalation de nitrite d'amyle de 2 à 3 minutes, il s'endormit jusqu'à deux heures de l'après midi. A
ce moment, 7 accès survinrent dans l'espace d'une heure ; le
reste de la soirée fut tranquille.

OBSERVATION XII

(Communiquée par M. d'Olier, interne des hôpitaux).

Charb..., Edouard, 16 ans. Entré à Bicêtre, infirmerie des
épileptiques le 3 décembre 1874 (service de M. Bourneville).
Père mort aliéné à Vaucluse, quatre frères morts de convulsions
en bas âge. Quelques jours avant son accouchement, sa *mère*
avait été impressionnée par la vue d'une femme en proie à un
accès d'épilepsie. A deux ans traumatisme de la partie posté-
rieure du crâne dont il porte encore la cicatrice. A trois ans
premier accès. De trois à cinq ans, accès peu intenses, à peu
près hebdomadaires ; à six ans ils augmentent de fréquence.
néanmoins il pouvait encore aller à l'école.

Depuis son entrée à Bicêtre, diminution rapide de l'intelligence ; les accès surviennent sans aura ; le malade pousse un cri
et tombe généralement en arrière ; rigidité générale, secousses.
Presque toujours miction et défécation involontaires. En 1870,
588 accès. En 1880 le nombre des accès varie de 74 à 130 par

mois. Au mois de juillet, il n'a eu que 37 accès, ce qui parait en rapport avec le traitement par le bromure d'éthyle qu'on lui faisait suivre à cette époque. Un certain nombre de fois, on a pu au moment d'accès isolés faire des inhalations de cette substance. Ainsi le 24 avril le malade ayant eu dans l'après-midi 28 accès, on commence à 8 heures du soir des inhalations de nitrite d'amyle ; l'accès en cours se calme, mais il s'en reproduit un certain nombre qui sont également calmés par le même moyen, et enfin les accès cessent tout-à-fait.

On voit dans ces deux observations, le résultat véritablement très favorable qu'a donné le nitrite d'amyle. Nous croyons donc que le nombre d'expériences tentées avec cette substance permet d'en préconiser l'emploi contre l'hystérie et surtout contre l'épilepsie, à la condition toutefois que l'on usera toujours d'une grande prudence dans la quantité du liquide administré d'un seul coup. De plus, bien que des accidents graves n'aient pas été signalés, nous hésiterions à administrer le nitrite d'amyle aux personnes âgées ou athéromateuses, et enfin, à tout individu que l'on pourrait croire prédisposé à l'hémorrhagie cérébrale.

Bromure d'éthyle. — Le bromure d'éthyle a été plusieurs fois expérimenté à l'étranger comme anesthésique général. Récemment M. Terrillon a proposé de le faire entrer dans la pratique chirurgicale. Il serait, d'après lui, exempt de la plupart des dangers inhérents au chloroforme ; il n'exposerait pas à la syncope, n'entraînerait pas les vomissements si fréquents pendant ou après la chloroformisation ; enfin le malade reviendrait rapidement à lui après l'anesthésie.

L'histoire du bromure d'éthyle et de son emploi comme

anesthésique a occupé assez longuement la presse médicale
dans ces derniers temps, pour que nous ne croyions pas devoir revenir sur les propriétés physiques et chimiques de
ce médicament.

Nous nous occuperons seulement de son action au point
de vue du sujet qui nous occupe.

OBSERVATION XIII

(Communiquée par M. d'Olier, interne des hôpitaux).

De Marc..., Isaïe, 17 ans, entré le 3 juin 1879 à l'infirmerie des
épileptiques de Bicêtre (service de M. BOURNEVILLE). Italien ;
aucun antécédent héréditaire dans sa famille, sauf une nièce
qui a eu des convulsions. Malade depuis 1870. Devenu épileptique à la suite d'une frayeur, il a été mordu par un chien. Il a
commencé par avoir des attaques de deux à trois minutes,
pendant lesquelles il tombait sans cri ; attaques revenant surtout
pendant la nuit. Il n'a jamais pu apprendre de métier ; la parole
a disparu progressivement depuis 5 ans. Il présente des accès
très fréquents, de 60 à 300 par mois en 1879 et de 94 à 200 en
1880. Mort en état de mal le 2 août 1880.

A plusieurs reprises le *bromure d'éthyle* a pu être administré
au moment même de l'accès, aussitôt la chute, c'est-à-dire dans
la période tonique. Ainsi le 3 juin à 11 heures 20 minutes du
matin le malade tombe et le médicament est aussitôt donné en
inhalations. Les membres étant dans un état de raideur complète,
le malade revient rapidement à lui sans production de mouvements cloniques ; période de calme durant plusieurs heures.

MM. Bourneville et d'Olier ont présenté cette année à la
Société de Biologie les résultats de leurs recherches sur
l'action physiologique du bromure d'éthyle dans l'hystérie

et l'épilepsie. Nous les reproduisons : 1° sur les attaques d'hystérie. Le médicament administré à plusieurs reprises a cinq hommes hystériques de Bicêtre et à des malades de la Salpêtrière a presque constamment amené la cessation des phénomènes convulsifs, et plusieurs fois, chez deux malades le passage rapide du clownisme au délire.

2° Sur les accès d'épilepsie. L'inhalation du bromure d'éthyle commencée dès la période tonique a, dans trois cas, produit en quelques secondes la résolution musculaire. dans d'autres cas la durée et l'intensité des convulsions ont paru diminuer ; dans quelques cas enfin, la médication est restée sans effets appréciables.

Nous devons citer de plus, ici parmi les autres médicaments employés par M. Bourneville à la Salpêtrière, le valérate d'éthyle, le valérate d'amyle, l'iodure d'éthyle, l'ammoniaque. Tous ces agents à doses plus ou moins fortes mettent fin plus ou moins rapidement aux attaques d'hystérie. Mais très souvent l'arrêt n'est que momentané.

CONCLUSIONS

1° La reproduction des attaques d'hystérie et des accès d'épilepsie, créant une tendance au renouvellement des mêmes actes sous forme d'habitude, il est indiqué de chercher à interrompre les accès dès leur apparition, à en modifier autant que possible la fréquence et la durée ;

2° Chez les hystériques qui présentent une sensibilité spéciale de la région ovarienne, la compression méthodique du point hyperesthésié a une influence manifeste sur l'attaque ; elle suffit pour l'arrêter ou tout au moins pour en diminuer la violence et la durée. Il est indiqué d'y avoir recours, excepté dans quelques cas exceptionnels, cas de grossesse par exemple ;

3° La galvanisation pratiquée pendant l'attaque d'hystérie suspend immédiatement la crise, mais la malade ne se réveille pas, elle reste dans un état de somnolence profonde ; tandis que la compression de l'ovaire amène un réveil rapide, et la malade peut aussitôt reconnaître ceux qui l'entourent. Par conséquent au point de vue d'une méthode générale de traitement à préconiser, il semble qu'on doit préférer la compression ovarienne ;

4° Dans les accès d'épilepsie, la ligature du membre d'où part l'aura, peut fréquemment empêcher l'accès de se produire. Une fois produit, on pourra encore avoir recours à une forte constriction des deux membres inférieurs, à la compression des carotides ou à la flexion forcée d'un des gros orteils ;

5° Les inhalations d'éther, de chloroforme, administrées sagement, mettent fin aux crises convulsives de l'hystérie. Ce dernier médicament employé contre l'asphyxie produite par l'état de mal épileptique a donné des résultats favrorables ;

6° Le nitrite d'amyle à la dose de 5 à 20 gouttes arrête les attaques d'hystérie. Ces inhalations peuvent être répétées quatre ou cinq fois à de courts intervalles. Dans les accès d'épilepsie avec aura périphérique, les inhalations de ce médicament suffiraient pour empêcher la crise. Les résultats seraient favorables même dans l'état de mal épileptique ;

7° Le bromure d'éthyle a aussi donné des succès dans les attaques d'hystérie et d'épilepsie, mais les observations ne sont pas encore assez nombreuses.

Imprimerie A. DERENNE, Mayenne.— Paris, boulevard Saint-Michel, 52.

Imprimerie A. DERENNE, Mayenne. — Paris, boulevard Saint-Michel, 52.

9 782016 169377